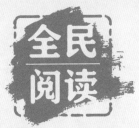

全民阅读

总主编
何清湖

常见病防治进家庭口袋本丛书

便秘

主编 / 曾娟妮

U0302443

全国百佳图书出版单位
中国中医药出版社
·北京·

图书在版编目（CIP）数据

便秘 / 何清湖总主编；曾娟妮主编 . -- 北京：
中国中医药出版社，2024.7. --（全民阅读）. --
ISBN 978 - 7 - 5132 - 8831 - 6

Ⅰ . R574.62-49

中国国家版本馆 CIP 数据核字第 2024YU2032 号

中国中医药出版社出版

北京经济技术开发区科创十三街 31 号院二区 8 号楼
邮政编码　100176
传真　010-64405721
北京盛通印刷股份有限公司印刷
各地新华书店经销

开本 787×1092　1/32　印张 3.25　字数 65 千字
2024 年 7 月第 1 版　2024 年 7 月第 1 次印刷
书号　ISBN 978 - 7 - 5132 - 8831 - 6

定价　29.80 元
网址　www.cptcm.com

服 务 热 线　010-64405510
购 书 热 线　010-89535836
维 权 打 假　010-64405753

微信服务号　**zgzyycbs**
微商城网址　**https://kdt.im/LIdUGr**
官 方 微 博　**http://e.weibo.com/cptcm**
天猫旗舰店网址　**https://zgzyycbs.tmall.com**

如有印装质量问题请与本社出版部联系（010-64405510）
版权专有　侵权必究

《全民阅读·常见病防治进家庭口袋本丛书》

编委会

《便秘》

编委会

　　"全民阅读"是国家重要的文化工程，是建设学习型社会的一项重要举措，有助于在全社会形成"多读书、读好书"的良好氛围和文明风尚。健康是老百姓最核心的追求之一，不仅与每个人、每个家庭息息相关，更关乎国家的繁荣与发展。人民健康是民族昌盛和国家富强的重要标志。建设"健康中国"战略有重要的意义，是实现"中国式现代化"的必然要求。

　　"中医药学包含着中华民族几千年的健康养生理念及其实践经验"，"是中华民族的伟大创造，是中国古代科学的瑰宝"。中医药学是我国珍贵的文化遗产，是打开中华文明宝库的钥匙，是中华文明得以延续和发展的重要保障，经历了数千年的沉淀与发展，直至今日依然熠熠生辉。中医药学积累了大量宝贵的健康养生理论及技术，如食疗、药疗、传统功法、情志疗法及外治法等，这些在我们的日常生活中处处可见，有着广泛的群众基础，为维护人民健康提供了重要保障。

2016 年 2 月 26 日，国务院印发《中医药发展战略规划纲要（2016—2030 年）》，其中明确指出，推动中医药进校园、进社区、进乡村、进家庭，将中医药基础知识纳入中小学传统文化、生理卫生课程，同时充分发挥社会组织作用，形成全社会"信中医、爱中医、用中医"的浓厚氛围和共同发展中医药的良好格局。为了科普中医药知识，促进全民健康，助力"健康中国"建设，世界中医药学会联合会慢病管理专业委员会组织全国专家学者编撰了《全民阅读·常见病防治进家庭口袋本丛书》。整套丛书包括 10 册，即《便秘》《感冒》《高血压》《冠心病》《颈椎病》《咳嗽》《失眠》《糖尿病》《痛风》《血脂异常》。我们希望通过《全民阅读·常见病防治进家庭口袋本丛书》向广大群众科普常见病的中医药防治知识，帮助老百姓更好地培养健康生活习惯，提高防病治病的能力。本套丛书在保证科学性与专业性的前提下，将介绍的内容趣味化（通俗易懂）、生活化（贴近实际）、方法化（实用性强）。

1. 科学性

作为科普丛书,科学性是第一要素。世界中医药学会联合会慢病管理专业委员会组织行业内的知名专家学者编撰本套丛书,并进行反复推敲与审校,确保科普知识的科学性、专业性与权威性。

2. 通俗性

本套丛书在编写过程中肩负着重要的使命,就是让深奥的中医药知识科普化,使博大精深的中医药理论妙趣横生,从而吸引读者。因此,我们对中医药理论进行反复"咀嚼"与加工,使文字简约凝练、通俗易懂,使内容图文并茂、形象生动。

3. 实用性

本套丛书内容贴近实际,凝集了老百姓日常生活中常遇到的健康问题,如糖尿病、高血压、痛风等,重视以具体问题为导向,不仅使读者产生共鸣,发现和了解生活中的常见健康问题,而且授之以渔,提供中医药干预思路,做到有方法、实用性强。

《全民阅读·常见病防治进家庭口袋本丛书》将"全民阅读"与"健康中国"两大战略工程相结合，由众多中医权威专家共同撰写，是适合全民阅读的大众科普读物的一次结集出版，对传播中医药文化、指导老百姓养生保健有很好的作用。在此特别感谢世界中医药学会联合会慢病管理专业委员会、湖南中医药大学、湖南医药学院等单位对本套丛书编撰工作的大力支持，对一直关心、关注、支持本套丛书的专家学者表示诚挚的感谢。

　　由于时间比较仓促，加之编者水平有限，本套丛书可能还存在一些不足之处，恳请广大读者提出宝贵的意见和建议，以便再版时修正。

世界中医药学会联合会慢病管理专业委员会会长
湖南中医药大学教授、博士生导师
湖南医药学院院长

何清湖
2024 年 4 月

中华文明五千年，源远流长。中医药文化博大精深，中医关于便秘的论述由来已久，《黄帝内经》中载有"大便难""大便不利"等，"便秘"在清代沈金鳌所著的《杂病源流犀烛》中作为病名首次出现并被沿用至今，为历代医家所重视。经过数千年的发展，中医防治便秘已形成了系统的理论体系和特色的临床技术，在我国的医疗保健事业中发挥着重要的作用。

进入21世纪后，随着人们的饮食结构变化、生活节奏加快、精神压力增大，便秘的发病呈现年轻化、多样化、大众化的趋势。相关研究表明，全球的便秘发病率约为14%，我国的发病率为3%～11%。本病好发于各年龄段，其发病率随着年龄的增长而明显增加，以女性、老年人及小孩多见。中医药在便秘的防治上有鲜明优势，在预防调护思想层面的优势尤为突出。

正所谓"三分治病七分养，八分护理十分防"，本书自中医眼中的便秘切入，以科普为导向，从便秘的外治、药食防治层面出发，采用生动、通俗易懂的图文，全面介绍了便秘常见类型的防治调护途径，揭示了中医保健的相关理念，体现了"治未病"中未病先防、既病防变的核心内涵，指明了便秘的具体家庭实用方法，贴近生活，主题鲜明，切合实际。

本书易学易懂，实用性强，可作为老百姓认识便秘和学习便秘防治知识的重要工具。在此，特别感谢所有编者的共同努力和辛勤付出！由于时间仓促，书中如有遗漏或者不足之处，望读者、同行专家不吝雅教，提出宝贵意见，以便再版时修正。

《便秘》编委会

2024 年 4 月

目　录

促消化，防便秘 28 招
健脾和胃，通利肠腑

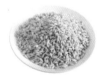

二 热结便秘调理 23 招

清热润燥，通便

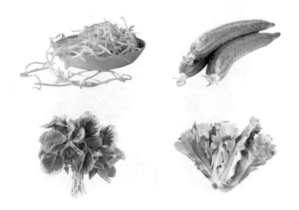

三 气滞便秘调理 25 招
理气行滞，促进排便

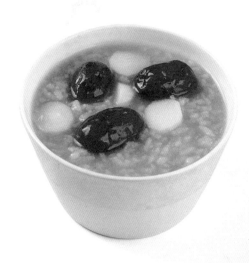

四

气虚便秘调理 23 招
益气补脾，润肠通便

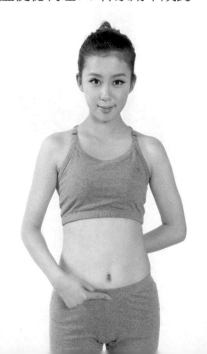

血虚便秘调理 21 招
养血，滋阴，润燥

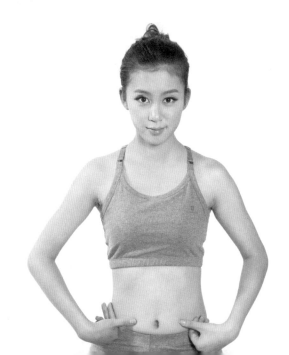

六

阳虚便秘调理 23 招
温阳通便

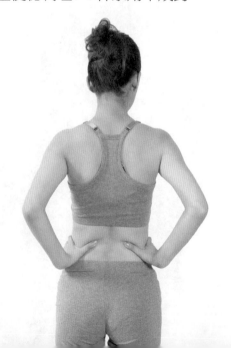

一

促消化，防便秘 28 招

健脾和胃，通利肠腑

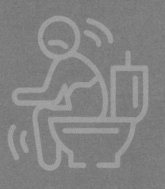

微信扫描二维码
有声点读新体验

便秘
有哪些表现

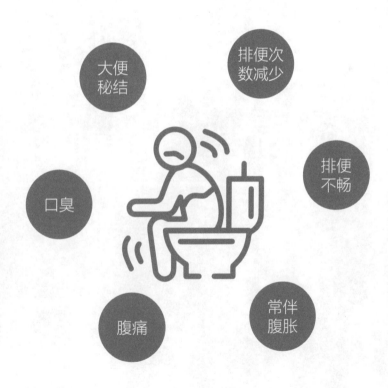

大便秘结

排便次数减少

排便不畅

口臭

常伴腹胀

腹痛

促进消化：
6 大常用穴位

对症按摩调理方

取穴原理	天枢穴是大肠募穴，为阳明脉气所发之穴，主疏调肠腑、理气行滞、消食，是腹部要穴。按揉天枢穴对调节肠腑功能有明显的双向性功效，既能通便，又可止泻。
功效主治	理气止痛，活血散瘀，清利湿热。主治便秘、腹胀、腹泻、呕吐等。
穴名解读	"天"，上部；"枢"，枢纽。人体上应天，下应地，该穴位于脐旁，在人体正中，为天之枢纽，故名"天枢"。

按揉天枢穴

操作方法
用双手拇指指腹按揉天枢穴
3~5 分钟，以有酸胀感为度。

定位
本穴在腹部，横平脐中，前
正中线旁开 2 寸。

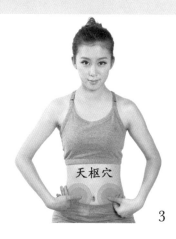

天枢穴

按揉大肠俞穴

取穴原理	大肠俞穴属足太阳膀胱经，是大肠的背俞穴。按揉大肠俞穴可理气降逆，调肠通腑。
功效主治	泄热通便，理气化滞。主治便秘、腹痛、腹胀、痢疾等。
穴名解读	"大肠"，大肠腑；"俞"，输。大肠腑中的水湿之气由此外输膀胱经，故名"大肠俞"。

操作方法

用双手拇指指腹按揉大肠俞穴3~5分钟，以有酸胀感为度。

定位

本穴在腰部，第4腰椎棘突下，后正中线旁开1.5寸。

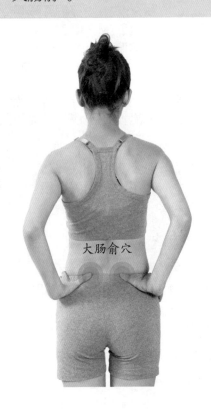

大肠俞穴

取穴原理	上巨虚穴为大肠下合穴，天枢穴与大肠俞穴同用为俞募配穴法，三穴合用可通调大肠腑气，调节肠胃功能。
功效主治	理气和胃，调和肠腑。主治便秘、腹痛、泄泻等。
穴名解读	"上"，上方；"巨"，巨大；"虚"，空虚、间隙。该穴位于下巨虚上方，胫、腓骨的间隙中，故名"上巨虚"。

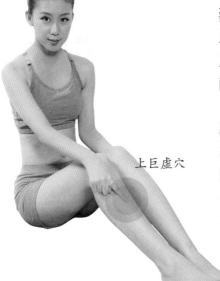

上巨虚穴

操作方法
用食指指腹按揉上巨虚穴3~5分钟，以有酸胀感为度。

定位
本穴在小腿外侧，外膝眼下6寸，距胫骨前缘一横指，即足三里穴正下方3寸。

5

<table>
<tr><td rowspan="3">按揉章门穴</td><td>取穴原理</td><td>章门穴是脾之募穴、八会穴之脏会，具有健脾理气、疏肝解郁、调和肝胆脾胃等功效，统治五脏疾病。</td></tr>
<tr><td>功效主治</td><td>健脾消胀，和胃利胆。主治便秘、消化不良、腹痛腹胀、肠炎泄泻等。</td></tr>
<tr><td>穴名解读</td><td>"章"，大木材；"门"，出入的门户。从急脉穴传来的强劲风气至本穴后风停气息，风气如同由此进入门户一般，故名"章门"。</td></tr>
</table>

操作方法

用食指指腹按揉章门穴 3~5 分钟，以有酸胀感为度。

定位

本穴在侧腹部，第 11 肋游离端的下际。

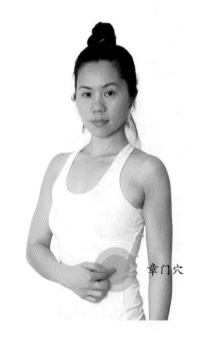

章门穴

取穴原理	中脘穴是胃的募穴，是腑会。按揉中脘穴有健脾和胃、增加脾胃动力的作用，能消食导滞。
功效主治	健脾和胃，消食化滞。主治便秘、胃痛、腹痛、腹胀、反酸等。
穴名解读	"中"，中部、中央;"脘"同"管"。穴属胃募，位居心蔽骨与脐连线的正中，内部为胃的中部，主治胃疾，故名"中脘"。

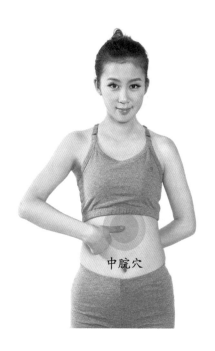

中脘穴

操作方法

用拇指指腹按揉中脘穴3~5分钟，以有酸胀感为度。

定位

本穴位于上腹部，前正中线上，脐上4寸，约为胸骨下端和肚脐连接线的中点处。

按揉足三里穴

取穴原理	足三里穴是足阳明胃经的合穴、胃下合穴，与章门穴、中脘穴合用可健脾和胃，促进消化。
功效主治	健脾和胃，调畅气机。主治便秘、胃痛、呕吐、头痛、眩晕等。
穴名解读	"足"，足部；"三里"，穴内物质作用的范围。从犊鼻穴传来的地部经水到达本穴后，散于穴内的开阔之地，经水大量气化上行于天，形成一个较大的"气血场"，如三里方圆之地，故名"足三里"。

操作方法

用拇指指腹按揉足三里穴 3~5 分钟，以有酸胀感为度。

定位

本穴在小腿外侧，外膝眼下 3 寸。

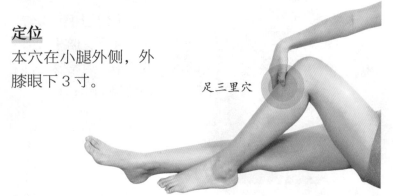

足三里穴

促进消化：
8 种家常食物

大麦

性味归经： 性凉，味甘；归脾、胃、膀胱经。

功能： 健脾和胃，宽肠利水。用于食积胀满等。

用法： 泡水、熬粥、做面食。

荞麦

性味归经： 性寒，味甘；归脾、胃、大肠经。

功能： 健脾消积，下气宽肠。用于胃肠积滞等。

用法： 煮粥、炒食、做面食。

禁忌： 过敏体质者不宜食用。

豌豆

性味归经： 性平，味甘；归脾、胃经。

功能： 和中下气，促进大肠蠕动。用于中气不足、腹胀、便秘等。

用法： 煮食、炒食。

禁忌： 脾胃虚弱者及过敏体质者慎食。

洋葱

性味归经： 性温，味辛、甘；归肺、胃经。

功能： 健胃理气。用于积滞、大便不畅等。

用法： 炒食、凉拌。

禁忌： 患有皮肤瘙痒性疾病、眼疾、胃病者应少食。

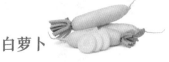

白萝卜

性味归经： 性凉，味辛、甘；归肺、胃经。

功能： 消食，下气，化痰。用于食积胀满、消化不良等。

用法： 炒食、煲汤。

禁忌： 脾胃虚寒者不宜多食。

豆腐

性味归经： 性凉，味甘；归脾、胃、大肠经。

功能： 养胃健脾，通便。用于便秘、口干舌燥、体虚乏力等。

用法： 炒食、煲汤。

禁忌： 不宜过量食用且痛风患者不宜食用。

红薯

性味归经： 性平，味甘；归脾、胃、大肠经。

功能： 通便，补益脾胃。用于便秘、烦躁口渴等。

用法： 蒸食、烤食、煮食。

禁忌： 胃溃疡患者、胃酸过多者及容易胀气者不宜多食且不宜空腹食用。

蜂蜜

性味归经： 性平，味甘；归肺、脾、大肠经。

功能： 补中，润燥。用于脾气虚弱、肠燥便秘等。

用法： 煮粥、做馅、煲汤。

禁忌： 尿频者慎食。

促进消化：
4 种常用中药

厚朴

性味归经: 性温，味辛、苦；归脾、胃、肺、大肠经。

功效主治: 燥湿，行气，消积，消痰平喘。用于食积气滞、腹胀便秘等。

用法: 3~10 克，煎服。

禁忌: 虚胀者用量不宜过大；孕妇慎用。

枳实

性味归经: 性微寒，味辛、苦、酸；归脾、胃经。

功效主治: 破气消积，化痰散痞。用于积滞内停、痞满胀痛、泻痢后重、大便不通等。

用法: 3~10 克，煎服。

禁忌: 孕妇慎用。

莱菔子

性味归经: 性平，味辛、甘；归脾、胃、肺经。

功效主治: 消食除胀，降气化痰。用于饮食停滞、脘腹胀痛、大便秘结等。

用法: 5~12 克，纱布包煎服。

禁忌: 气虚及无食积、痰滞者慎用。

麦冬

性味归经: 性微寒，味甘、微苦；归肺、胃、心经。

功效主治: 养阴润肺，益胃生津。用于胃阴不足、肠燥便秘等。

用法: 6~12 克，煎服。

禁忌: 凡肺胃有痰饮湿浊及初感风寒咳嗽者忌服。

药食同源，促进消化：
4道精选食疗方

利水益气，促消化

白萝卜海带汤

材料：白萝卜150克，水发海带100克。

调料：清汤、醋、胡椒粉、盐各适量。

做法：

1 白萝卜洗净，去皮，切片；水发海带洗净，切片，待用。

2 锅置火上，倒入适量清汤，放入白萝卜片、海带片煮熟，出锅前加醋、胡椒粉、盐调味即可。

| 功效 |

白萝卜消食下气；海带利水软坚。二者搭配煮汤不仅味道鲜美，而且能化痰消食，清热解毒，促进消化。

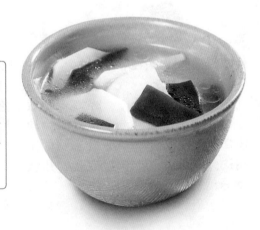

材料：洋葱200克，柿子椒100克。

调料：醋8克，酱油5克，香油少许。

做法：

1 洋葱洗净，切丝；柿子椒洗净，去蒂及籽，切细丝。

2 将洋葱丝、柿子椒丝放盘中，加醋、酱油、香油拌匀即可。

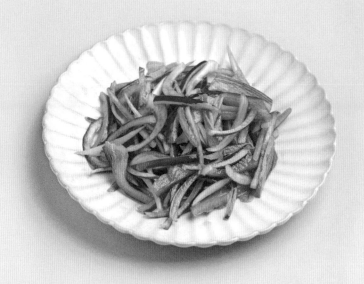

| 功效 |

洋葱消滞理气；柿子椒促进肠蠕动。二者搭配凉拌不仅清新爽口，而且有助于通畅肠道，改善便秘。

凉拌洋葱

健胃消滞，促进肠蠕动

莱菔子粥

行气消积，和胃化痰

材料：莱菔子（萝卜子）10克，大米100克。

做法：

1 把莱菔子炒至香熟，研成细末；大米淘洗干净，浸泡30分钟。

2 锅内加适量水烧开，将大米倒入锅中，待粥将成时放入炒熟的莱菔子末，稍煮即可盛出食用。

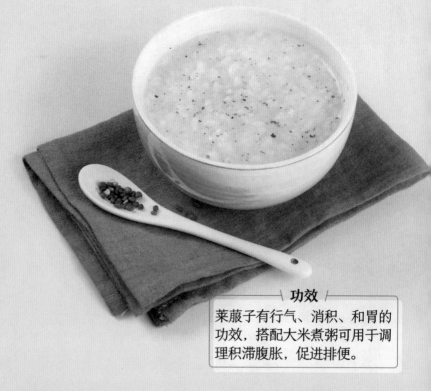

| 功效 |

莱菔子有行气、消积、和胃的功效，搭配大米煮粥可用于调理积滞腹胀，促进排便。

材料: 鲜山楂 50 克，豆腐 300 克。

调料: 葱花、姜末各 10 克，盐 2 克，水淀粉少许，植物油适量。

做法:

1 山楂用清水浸泡 5 分钟，洗净，去蒂去核；豆腐洗净，切小块。

2 锅置火上，倒油烧至七成热，炒香葱花、姜末，放入豆腐块翻炒均匀，加少量清水大火烧开，转小火烧 5 分钟，下入山楂略炒，加盐调味，最后用水淀粉勾芡即成。

山楂烧豆腐

健脾养胃，促进消化

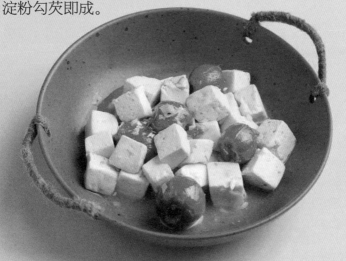

功效

山楂可以开胃，助消化；豆腐可以养胃健脾，通便。

促进消化：
6种家用中成药

1 保和丸

消食，导滞，和胃。用于食积停滞等。

2 健脾丸

健脾开胃。用于脾胃虚弱、脘腹胀满等。

3 木香顺气丸

顺气开胸，和胃消食。用于气滞不畅、食停积聚等。

4 大山楂丸

开胃消食。用于食欲不振、消化不良等。

5 健胃消食片

健胃消食。用于脾胃虚弱、消化不良等。

6 和中理脾丸

脾和胃。用于脾胃不和所致之不思饮食、大便不调等。

温馨提示：中成药应在医生指导下使用，下同。

其他家用中成药：山楂化滞丸、越鞠保和丸、枳术丸、调中四消丸等。

二

热结便秘调理 23 招

清热润燥，通便

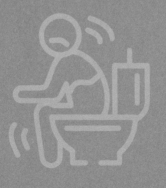

热结便秘
有哪些表现

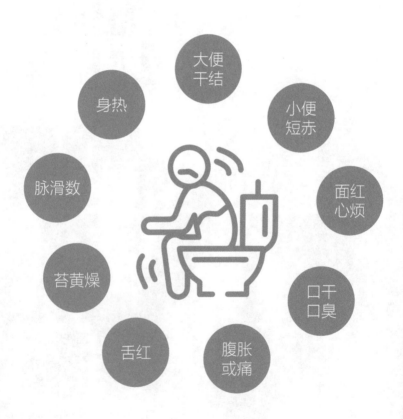

大便干结

身热

小便短赤

脉滑数

面红心烦

苔黄燥

口干口臭

舌红

腹胀或痛

热结便秘调理：
6 大常用穴位

对症按摩调理方

取穴原理	曲池穴是手阳明大肠经的合穴，为大肠经经气最强盛之穴。
功效主治	行气和血，清热通络。主治腹痛、便秘、急性胃肠炎等。
穴名解读	"曲"，屈曲；"池"，水的围合之处、汇合之所。脉气流注此穴时，似水注入池中；又因取穴时屈肘，横纹头有凹陷，形似浅池，故名"曲池"。

按揉曲池穴

操作方法

用拇指指腹按揉曲池穴 3~5 分钟。

定位

本穴在肘区，寻找该穴时屈肘成 90°，先找到肘横纹终点，再找到肱骨外上髁，两者连线中点处即是。

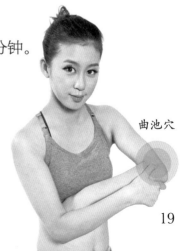

曲池穴

19

按揉孔最穴	取穴原理	孔最穴是手太阴肺经气血深聚之处，该穴通肺，而肺主降，按揉孔最穴可降浊通络，清热解毒，改善便秘。
	功效主治	清热止血，理气通络。主治便秘、痔疮、腹胀、腹痛等。
	穴名解读	"孔"，孔隙；"最"，多。肺性燥，肺经所过之处其土（肌肉）亦燥，从尺泽穴流来的地部经水大部分渗透进入脾土之中，脾土在承运地部的经水时如过筛一般，故名"孔最"。

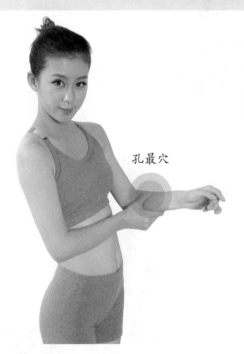

孔最穴

操作方法

用拇指指腹按揉孔最穴3~5分钟，以有酸胀感为度。

定位

本穴在前臂掌面桡侧，尺泽与太渊的连线上，腕掌侧远端横纹上7寸处。

取穴原理	大肠俞穴属足太阳膀胱经，是大肠的背俞穴，为大肠之气转输、输注之所，有通调大肠的功效。
功效主治	泄热通积，逐秽导滞。主治便秘、腹胀腹痛、腰腿痛等。
穴名解读	"大肠"，大肠腑；"俞"，输。大肠腑中的水湿之气由此外输膀胱经，故名"大肠俞"。

操作方法

用双手拇指指腹按揉大肠俞穴 3~5 分钟，以有酸胀感为度。

定位

本穴在腰部，第 4 腰椎棘突下，后正中线旁开 1.5 寸。

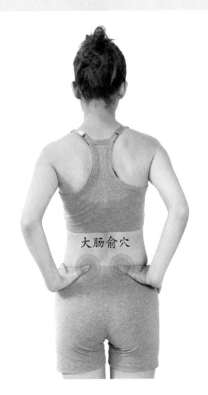

大肠俞穴

按揉腰俞穴

取穴原理	腰俞穴归于督脉，督脉总督阳经。按揉腰俞穴有培补下焦、通经活络的功效。
功效主治	通经活络，清利湿热。主治便秘、痔疮、便血、腹泻等。
穴名解读	"腰"，腰部；"俞"，输。督脉的气血由此输向腰之各部，故名"腰俞"。

操作方法

用拇指指腹按揉腰俞穴 3~5 分钟，以有酸胀感为度。

定位

本穴在骶部，臀沟分开处即是。

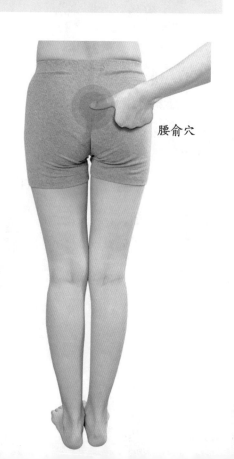

腰俞穴

取穴原理	足三里穴为胃经合穴，又属性为土，是补益脾胃之气的重要穴位之一。经常按摩足三里穴可以养护脾胃之气。
功效主治	健脾和胃，调畅气机。主治便秘、呃逆、呕吐、肠炎等。
穴名解读	"足"，足部；"三里"，穴内物质作用的范围。从犊鼻穴传来的地部经水到达本穴后，散于穴内的开阔之地，经水大量气化上行于天，形成一个较大的"气血场"，如三里方圆之地，故名"足三里"。

操作方法

用拇指指腹按揉足三里穴 3~5 分钟，以有酸胀感为度。

定位

本穴在小腿外侧，外膝眼下 3 寸。

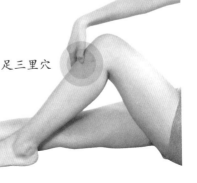

足三里穴

<table>
<tr><td rowspan="3">按揉气海穴</td><td>取穴原理</td><td>气海穴为生气之海，是元气蕴藏之处。按揉气海穴可补益气血、强壮元气、通达脏腑、增强体质。</td></tr>
<tr><td>功效主治</td><td>补益回阳，益肾固精。主治腹胀肠鸣、脐腹疼痛、便秘、尿频、乏力。</td></tr>
<tr><td>穴名解读</td><td>"气"，元气；"海"，海洋。该穴在脐下，如同气之海洋，为人体元气之海，故名"气海"。</td></tr>
</table>

操作方法

用食指指腹按揉气海穴3~5分钟，以有酸胀感为度。

定位

本穴在下腹部，脐下1.5寸，前正中线上。

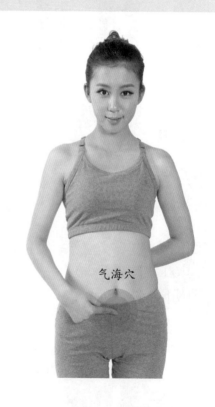

气海穴

热结便秘调理：
4 种家常食物

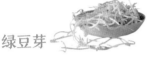 绿豆芽

性味归经： 性寒，味甘；归心、胃经。

功能： 清热消暑，解毒利尿。用于暑热烦渴、便秘等。

用法： 炒食、凉拌。

禁忌： 脾胃虚弱者不宜多食。

黄瓜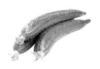

性味归经： 性凉，味甘；归肺、脾、胃、膀胱经。

功能： 清热，利水，解毒，促进胃肠蠕动。用于身热烦渴等。

用法： 生食、炒食、凉拌。

禁忌： 胃寒者不宜过多食用。

 苋菜

性味归经： 性凉，味甘；归肺、大肠经。

功能： 清热解毒，通利二便。用于二便不利等。

用法： 炒食、凉拌、煮汤。

禁忌： 脾胃虚寒者忌食，不宜与菠菜、牛奶、甲鱼同食。

 茼蒿

性味归经： 性平，味辛、甘；归肺、肝、胃经。

功能： 和脾胃，消痰饮，安心神。用于咳嗽痰多、便秘等。

用法： 炒食、凉拌。

禁忌： 胃虚腹泻者忌食。

热结便秘调理：
4 种常用中药

虎杖

性味归经： 性微寒，味微苦；归肝、胆、肺经。

功效主治： 利湿退黄，泄热通便。用于热结便秘等。

用法： 9~15 克，煎服。

禁忌： 孕妇慎用。

大黄

性味归经： 性寒，味苦；归脾、胃、大肠、肝、心包经。

功效主治： 泻下攻积，清热泻火，凉血解毒。用于实热积滞便秘、湿热痢疾等。

用法： 3~15 克，煎服。

禁忌： 脾胃虚弱者、孕妇，以及月经期、哺乳期妇女慎用。

芦荟

性味归经： 性寒，味苦；归肝、胃、大肠经。

功效主治： 泻下通便，清肝泻火。用于热结便秘等。

用法： 2~5 克，入丸、散服。

禁忌： 虚胀者用量不宜过大；孕妇慎用。

芒硝

性味归经： 性寒，味咸、苦；归胃、大肠经。

功效主治： 泻下通便，润燥软坚，清火消肿。用于实热积滞、腹满胀痛、大便燥结等。

用法： 6~12 克，待汤剂煎好后，溶入汤液中服用。

禁忌： 孕妇、哺乳期慎用；不宜与硫黄、三棱同用。

药食同源,清热通便: 3道精选食疗方

材料: 绿豆芽300克,芹菜200克。

调料: 醋10克,蒜末、葱花、姜丝各5克,盐3克,植物油适量。

做法:

1 绿豆芽洗净,焯烫至半透明时捞出沥干;芹菜择洗干净,切成寸段。

2 锅内倒油烧至七成热,放入葱花、姜丝和蒜末爆香,倒入芹菜段翻炒均匀。

3 倒入绿豆芽炒至透明,加盐,出锅前倒入醋调味即可。

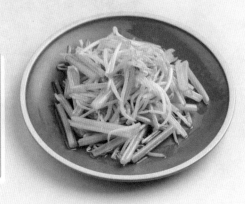

芹菜炒绿豆芽

利水通便,清热解毒

┤ 功效 ├

绿豆芽和芹菜皆有清热解毒、润肠通便的功效,二者搭配炒食不仅清脆爽口,而且能促进胃肠蠕动,改善便秘。

凉拌苋菜

清热凉血，通利二便

材料： 苋菜 450 克，白芝麻少许。

调料： 盐、植物油各适量。

做法：

1 苋菜洗净。

2 起锅烧水，水开后加点盐和油，放入苋菜焯一下（掌握在半分钟之内，时间长了就不好吃了），捞出。

3 将苋菜放入凉白开中过凉，从中间切一刀，撒上白芝麻、盐拌匀即可。

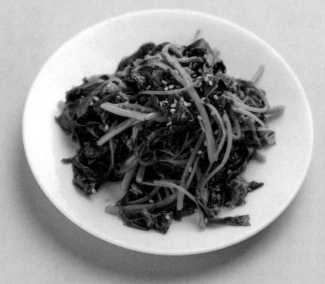

功效

苋菜富含维生素 C、铁、钙和膳食纤维，凉拌苋菜可清热除烦，通利二便。

材料： 虎杖 30 克，竹笋 100 克，粳米 100 克。

调料： 香油、盐各适量。

做法：

1 锅中加适量清水，放入虎杖，用中火熬 10 分钟，过滤出虎杖，留虎杖水备用。

2 竹笋剥壳，去老头，洗净后放到沸水里焯熟，捞出后切碎。

3 粳米淘洗干净后入锅，放入适量虎杖水，煮到米快熟时，加笋煮沸，最后调入香油、盐即可。

温馨提示： 本方应在医生指导下使用。

虎杖竹笋粥

清热益气，促消化

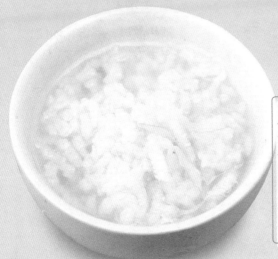

功效

虎杖清热通便；竹笋益气和胃，促消化。二者搭配粳米煮粥能清热利水，有助于通便，促消化，缓解热结便秘。

热结便秘调理：
6种家用中成药

1 清宁丸

清热泻火，消肿通便。
用于火毒内蕴导致的大便秘结等。

4 导赤丸

清热泻火，利尿通便。
用于火热内盛所致之大便秘结等。

2 当归龙荟丸

泻火通便。 用于肝胆火旺所致之便秘等。

5 上清丸

清热散风，解毒，通便。
用于大便秘结等。

3 麻仁丸

润肠通便。 用于肠热津亏所致之大便干结、腹部胀满，以及习惯性便秘见上述症状者。

6 三黄片

清热解毒，泻火通便。
用于三焦热盛所致之便秘等。

其他家用中成药：新清宁片、黄连上清丸、栀子金花丸等。

三

气滞便秘调理 25 招

理气行滞，促进排便

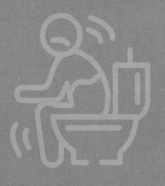

气滞便秘
有哪些表现

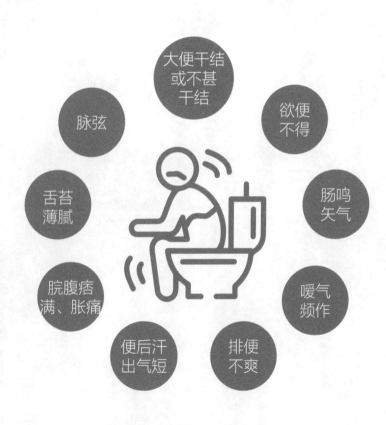

大便干结或不甚干结

欲便不得

脉弦

肠鸣矢气

舌苔薄腻

嗳气频作

脘腹痞满、胀痛

排便不爽

便后汗出气短

气滞便秘调理：
8 大常用穴位

对症按摩调理方

取穴原理	天枢穴是胃经上的重要腧穴，也是大肠的募穴，与胃肠道联系密切，以治疗肠胃疾病为主。	按揉天枢穴
功效主治	理气行滞，促进胃肠蠕动。主治便秘、呕吐、腹胀肠鸣、消化不良等。	
穴名解读	"天"，上部；"枢"，枢纽。人体上应天，下应地，该穴位于脐旁，在人体正中，为天之枢纽，故名"天枢"。	

操作方法
用双手拇指指腹按揉天枢穴 3~5 分钟，以有酸胀感为度。

定位
本穴在腹部，横平脐中，前正中线旁开 2 寸。

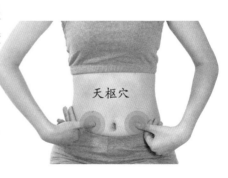

天枢穴

按揉大肠俞穴

取穴原理
大肠俞穴属足太阳膀胱经，是大肠的背俞穴，是治疗大肠腑病的重要腧穴。按揉大肠俞穴可疏通肠腑、理气化滞。

功效主治
理气化滞，调理肠腑。主治便秘、肠鸣腹胀、嗳气、呕吐、痢疾等。

穴名解读
"大肠"，大肠腑；"俞"，输。大肠腑中的水湿之气由此外输膀胱经，故名"大肠俞"。

操作方法
用双手拇指指腹按揉大肠俞穴3~5分钟，以有酸胀感为度。

定位
本穴在腰部，第4腰椎棘突下，后正中线旁开1.5寸。

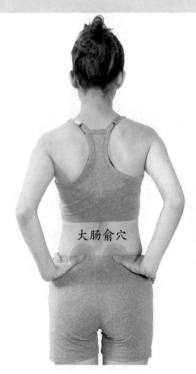

大肠俞穴

34

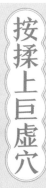

取穴原理	上巨虚穴是大肠下合穴，主治大肠腑证，可整肠调胃，缓解便秘。
功效主治	调和肠胃，通经活络。主治便秘、腹痛、肠鸣、泄泻等。
穴名解读	"上"，上方；"巨"，巨大；"虚"，空虚、间隙。该穴位于下巨虚上方，胫、腓骨的间隙中，故名"上巨虚"。

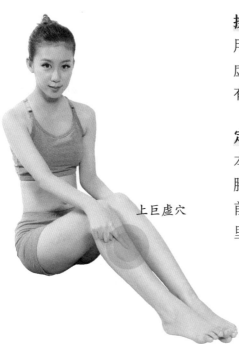

上巨虚穴

操作方法

用食指指腹按揉上巨虚穴3~5分钟，以有酸胀感为度。

定位

本穴在小腿外侧，外膝眼下6寸，距胫骨前缘一横指，即足三里穴正下方3寸。

<table>
<tr><td rowspan="3">按揉气海穴</td><td>取穴原理</td><td>气海穴属于任脉，是体内阳气、阴血汇聚之海，承担着生化气血的作用。</td></tr>
<tr><td>功效主治</td><td>补气助阳，行气散滞。主治腹胀肠鸣、便秘、胃脘痛、水肿等。</td></tr>
<tr><td>穴名解读</td><td>"气"，元气；"海"，海洋。该穴在脐下，如同气之海洋，为人体元气之海，故名"气海"。</td></tr>
</table>

操作方法

用食指指腹按揉气海穴 3~5 分钟，以有酸胀感为度。

定位

本穴在下腹部，脐下 1.5 寸，前正中线上。

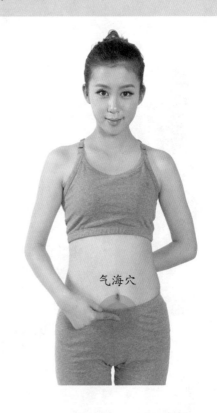

气海穴

取穴原理	支沟穴为三焦经上的火穴，可宣泻火气，防止肠道干燥造成便秘。
功效主治	宣通三焦气机，通调肠腑。主治便秘、耳鸣、耳聋、呕吐等。
穴名解读	"支"，树枝的分叉；"沟"，沟渠。从外关穴传来的阳热之气所含的水湿之气较少，至本穴后又因进一步吸热而胀散为高压之气，此气按其自身的阳热特性循三焦经脉向上、向外而行，扩散之气如树之分叉，故名"支沟"。

按揉支沟穴

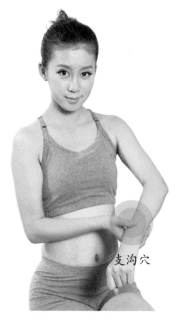

支沟穴

操作方法

用拇指指腹按揉支沟穴3~5分钟，以有酸胀感为度。

定位

本穴在前臂背侧，阳池与肘尖的连线上，腕背横纹上3寸，尺骨与桡骨之间。可并拢除拇指外的四指，将小指置于手背腕横纹中点，取食指指尖所指的两骨之间凹陷处以快速取穴。

<table>
<tr><td rowspan="3">按揉照海穴</td><td>**取穴原理**</td><td>支沟穴为三焦经穴位，能宣通三焦气机；照海穴为肾经穴位，可滋润肠腑。两穴配用，通润相济，可治疗便秘。</td></tr>
<tr><td>**功效主治**</td><td>滋润肠腑。主治便秘、咽喉干燥、气喘等。</td></tr>
<tr><td>**穴名解读**</td><td>"照"，照射；"海"，大海。从水泉穴传来的地部经水，至本穴后形成一个较大水域，水域平静如镜，水液受天部照射而大量蒸发，故名"照海"。</td></tr>
</table>

操作方法

用拇指指腹按揉照海穴
3~5 分钟，以有酸胀感
为度。

定位

本穴在足内侧，内踝尖下
方凹陷处。

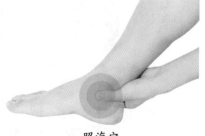

照海穴

取穴原理	足三里穴是足阳明胃经的主要穴位之一，是养脾胃的重要穴位，具有调理脾胃、补中益气、通经活络的功效。
功效主治	健脾和胃，通经活络。主治便秘、腹胀、腹泻、呃逆、呕吐、嗳气等。
穴名解读	"足"，足部；"三里"，穴内物质作用的范围。从犊鼻穴传来的地部经水到达本穴后，散于穴内的开阔之地，经水大量气化上行于天，形成一个较大的"气血场"，如三里方圆之地，故名"足三里"。

操作方法

用拇指指腹按揉足三里穴 3~5 分钟，以有酸胀感为度。

定位

本穴在小腿外侧，外膝眼下 3 寸。

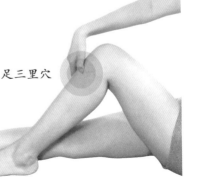

足三里穴

按揉公孙穴

取穴原理	公孙穴为足太阴脾经的络穴，八脉交会穴之一，通于冲脉。按揉公孙穴有健脾化湿、和胃理中的功效。
功效主治	健脾益胃，通调经脉。主治便秘、腹胀肠鸣、痢疾、呕吐、胃痛等。
穴名解读	"公"，有通之意；"孙"，络脉。"公孙"，公之辈与孙之辈也，指穴内气血物质与脾土之间的关系。脾经物质五行属土，其父为火，其公为木，其子为金，其孙为水。穴名意指本穴物质为脾经与冲脉气血相会后化成的天部水湿风气，故名"公孙"。

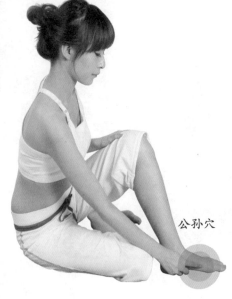

公孙穴

操作方法

用食指指腹按揉公孙穴3~5分钟，以有酸胀感为度。

定位

本穴在足内侧缘第1跖骨底部，足弓的凹陷处即是。

气滞便秘调理：4种家常食物

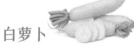

白萝卜

性味归经：性凉，味辛、甘；归肺、胃经。

功能：下气宽中，消谷清热。用于食积作酸、反胃噎疾等。

用法：炒食、煲汤。

禁忌：脾胃虚寒者不宜多食。

香蕉

性味归经：性寒，味甘；归肺、胃、大肠经。

功能：通便润肠。用于便秘、消化不良等。

用法：生食、榨汁。

禁忌：脾胃虚寒、便溏腹泻者不宜多食或生食。

橘子

性味归经：性平，味甘、酸；归肺、胃经。

功能：理气和胃，消食降脂。用于食欲不振、脘腹胀满、嗳气等。

用法：生食、榨汁。

海带

性味归经：性寒，味咸；归胃、肝、肾经。

功能：消食利水，清热排毒。用于便秘、水肿等。

用法：炒食、凉拌、煮汤。

禁忌：腹泻、甲状腺功能亢进者慎食。

气滞便秘调理：
4种常用中药

陈皮

性味归经: 性温，味苦、辛；归脾、肺经。

功效主治: 理气健脾，燥湿化痰。用于脘腹胀痛、便秘、泄泻、呕吐、呃逆等。

用法: 3~10克，煎服。

枳实

性味归经: 性微寒，味辛、苦、酸；归脾、胃经。

功效主治: 破气消积，化痰除痞。用于脘腹胀满疼痛、积滞、便秘等。

用法: 3~10克，煎服。

禁忌: 孕妇慎用。

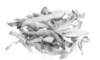

佛手

性味归经: 性温，味辛、苦、酸；归脾、胃、肝、肺经。

功效主治: 疏肝理气，和胃止痛。用于脾胃气滞、脘腹痞满胀痛等。

用法: 3~10克，煎服。

莱菔子

性味归经: 性平，味辛、甘；归脾、胃、肺经。

功效主治: 消食除胀，降气化痰。用于食积气滞、嗳气吞酸、腹痛等。

用法: 5~12克，纱布包煎服。

禁忌: 气虚及无食积、痰滞者慎用。

药食同源,理气通便: 3道精选食疗方

材料：白萝卜250克，番茄150克，面粉适量。

调料：番茄酱50克，盐4克，香油、植物油各适量。

做法：

1 番茄洗净，切小块；白萝卜去皮，洗净，切细丝。

2 锅置火上，倒油烧热，放少许面粉炒成糊状，放入番茄酱炒匀，待炒出红油时，加入白萝卜丝翻炒片刻，倒入适量清水，大火烧开后转小火煮5分钟，下入番茄块，煮沸后加盐调味，淋入香油即可。

白萝卜番茄汤

加快胃肠蠕动，消食化滞

| 功效 |

白萝卜能促进胃肠蠕动，增强食欲，帮助消化；番茄能排毒降脂。二者搭配煮汤能清热生津、消食化滞，有助于改善气滞便秘。

陈皮山药佛手粥

下气，降逆

材料： 大米 100 克，陈皮 10 克，佛手、山药各 15 克，红枣 3 枚。

做法：

1 陈皮洗净，佛手洗净撕开，将二者放入锅中，加水煎取药汁；山药去皮，洗净，切片。

2 另取淘洗干净的大米、山药片、红枣放入开水锅中，先用大火烧开，再转用小火熬煮成稀粥，待粥快熟时加入药汁，再煮沸即可。

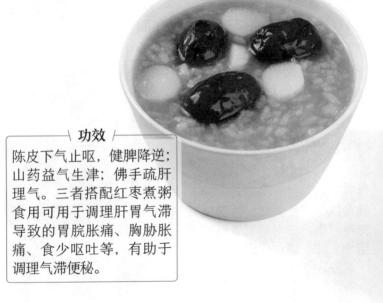

┤ 功效 ├

陈皮下气止呕，健脾降逆；山药益气生津；佛手疏肝理气。三者搭配红枣煮粥食用可用于调理肝胃气滞导致的胃脘胀痛、胸胁胀痛、食少呕吐等，有助于调理气滞便秘。

材料：香蕉、苹果各150克，牛奶200克。

调料：蜂蜜适量。

做法：

1 香蕉去皮，切小块；苹果洗净，去皮和籽，切小块。

2 将香蕉块、苹果块和牛奶一起放入果汁机中，加入适量饮用水搅打均匀，最后加入蜂蜜调匀即可。

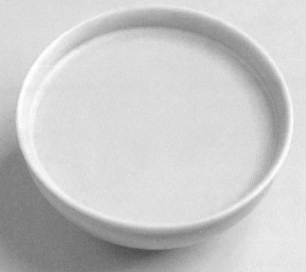

功效

香蕉和苹果都有润肠通便的功效。二者搭配牛奶制成奶昔，不仅味道香甜，而且能通畅胃肠，缓解便秘，滋养肌肤，补益气血。

气滞便秘调理：6 种家用中成药

1 枳实导滞丸

消积导滞，清利湿热。
用于饮食积滞，湿热内阻所致之脘腹胀痛、不思饮食、大便秘结等。

4 槟榔四消丸

消食导滞，行气泻水。
用于食积痰饮、消化不良、脘腹胀满、嗳气吞酸、大便秘结等。

2 木香顺气丸

行气化湿，健脾和胃。
用于湿浊中阻，脾胃不和所致之胸膈痞闷、脘腹胀痛、呕吐恶心等。

5 逍遥丸

疏肝解郁，健脾调经。
用于肝气不疏导致的胸胁胀满、头晕目眩、食欲减退等。

3 舒肝健胃丸

疏肝开郁，导滞和中。
用于肝胃不和所致之胃脘胀痛、腹胀便秘等。

6 四磨汤口服液

顺气降逆，消积止痛。
用于气滞食积症，症见脘腹胀满等。

四

气虚便秘调理 23 招

益气补脾，润肠通便

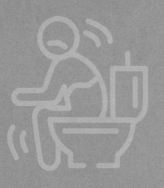

气虚便秘
有哪些表现

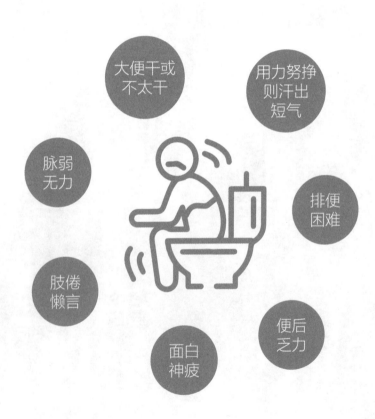

大便干或不太干

用力努挣则汗出短气

脉弱无力

排便困难

肢倦懒言

面白神疲

便后乏力

气虚便秘调理：6 大常用穴位

对症按摩调理方

取穴原理	天枢穴是胃经上的重要腧穴，也是大肠的募穴，与胃肠道联系密切，以治疗肠胃疾病为主。
功效主治	调理胃肠，通利大便。主治便秘、呕吐、腹胀肠鸣、腹泻不止等。
穴名解读	"天"，上部；"枢"，枢纽。人体上应天，下应地，该穴位于脐旁，在人体正中，为天之枢纽，故名"天枢"。

按揉天枢穴

操作方法

用双手拇指指腹按揉天枢穴 3~5 分钟，以有酸胀感为度。

定位

本穴在腹部，横平脐中，前正中线旁开 2 寸。

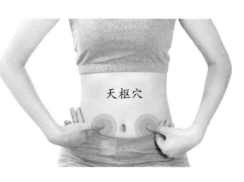

天枢穴

按揉大肠俞穴

取穴原理 大肠俞穴属足太阳膀胱经，是大肠的背俞穴。按揉大肠俞穴可疏调胃肠，宣导气血，具有改善肠腑气机的双向调整作用。

功效主治 理气降逆，调理肠腑。主治便秘、肠鸣、腰背疼痛等。

穴名解读 "大肠"，大肠腑；"俞"，输。大肠腑中的水湿之气由此外输膀胱经，故名"大肠俞"。

操作方法

用双手拇指指腹按揉大肠俞穴3~5分钟，以有酸胀感为度。

定位

本穴在腰部，第4腰椎棘突下，后正中线旁开1.5寸。

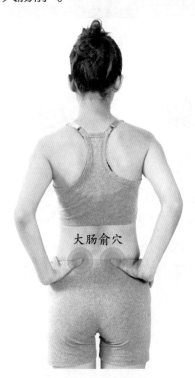

大肠俞穴

按揉上巨虚穴

取穴原理 上巨虚穴属足阳明胃经，是大肠下合穴，是治疗大肠疾病的要穴，有助于调和肠胃，理气止痛，健脾祛湿，清热止痢，通腑泄热。

功效主治 调和肠腑，益气祛湿。主治便秘、腹胀、饮食不化、泄泻等。

穴名解读 "上"，上方；"巨"，巨大；"虚"，空虚、间隙。该穴位于下巨虚上方，胫、腓骨的间隙中，故名"上巨虚"。

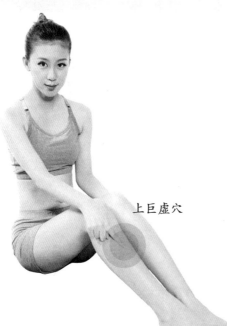

上巨虚穴

操作方法
用食指指腹按揉上巨虚穴3~5分钟，以有酸胀感为度。

定位
本穴在小腿外侧，外膝眼下6寸，距胫骨前缘一横指，即足三里穴正下方3寸。

按揉支沟穴

取穴原理	支沟穴为三焦经上的火穴。按揉支沟穴可清泻三焦之火，防止肠道干燥造成便秘。
功效主治	清利三焦，通腑降逆。主治便秘、耳鸣、胸胁痛、肩背酸痛等。
穴名解读	"支"，树枝的分叉；"沟"，沟渠。从外关穴传来的阳热之气含有的水湿之气较少，至本穴后又因进一步吸热而胀散为高压之气，此气按其自身的阳热特性循三焦经脉向上、向外而行，扩散之气如树之分叉，故名"支沟"。

操作方法

用拇指指腹按揉支沟穴 3~5 分钟，以有酸胀感为度。

定位

本穴在前臂背侧，阳池与肘尖的连线上，腕背横纹上 3 寸，尺骨与桡骨之间。可并拢除拇指外的四指，将小指置于手背腕横纹中点，取食指指尖所指的两骨之间凹陷处以快速取穴。

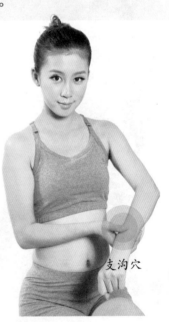

支沟穴

取穴原理	脾俞穴为脾之背俞穴，与脾相应，具有补脾阳、助运化、益营血、化湿浊的功效。
功效主治	理气，化痰，止咳。主治由痰所致之咳嗽、哮喘、头痛、眩晕等。
穴名解读	"脾"，脾脏；"俞"，同输。穴近脾脏，为脾气输注之处，主治脾之疾患，故名"脾俞"。

操作方法

用拇指指腹按揉脾俞穴 3~5 分钟，以有酸胀感为度。

定位

本穴在脊柱区，第 11 胸椎棘突下，后正中线旁开 1.5 寸。

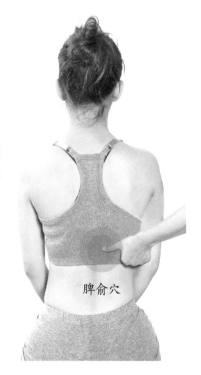

脾俞穴

按揉气海穴

取穴原理
气海穴为生气之海，是人体元气聚集的地方。按揉气海穴可补益元气、培元固本，帮助改善元气不足等一切由气虚导致的疾病。

功效主治
益气助阳，强壮全身。主治腹胀肠鸣、神疲乏力、虚证等。

穴名解读
"气"，元气；"海"，海洋。该穴在脐下，如同气之海洋，为人体元气之海，故名"气海"。

操作方法
用食指指腹按揉气海穴3~5分钟，以有酸胀感为度。

定位
本穴在下腹部，脐下1.5寸，前正中线上。

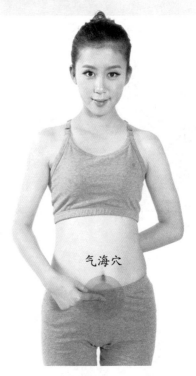

气海穴

气虚便秘调理：4种家常食物

粳米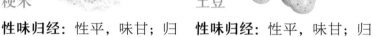

性味归经：性平，味甘；归脾、胃经。

功能：调中和胃。用于体弱食少、便秘等。

用法：蒸煮、炒食。

土豆

性味归经：性平，味甘；归胃、大肠经。

功能：益气健脾，调中和胃。用于脾胃虚寒等。

用法：炒食、蒸煮。

胡萝卜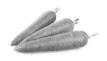

性味归经：性平（生者偏凉），味甘；归肺、脾、肝经。

功能：下气宽中，消谷清热。用于食积作酸、反胃噎疾等。

用法：凉拌、炒食。

禁忌：育龄妇女及皮肤黄染者不宜摄入过多。

山药

性味归经：性平，味甘；归脾、肺、肾经。

功能：健脾益胃，促进消化。用于食欲不振、便后乏力、腹泻等。

用法：炒食、蒸煮、煲汤。

禁忌：便秘者不宜多食。

气虚便秘调理：
4 种常用中药

黄芪

性味归经：性微温，味甘；归肺、脾经。

功效主治：补气升阳，行滞除痹。用于纳呆食少、食后脘胀、倦怠乏力、气虚便秘等。

用法：10~15 克，煎服。

禁忌：凡表实邪盛、内有积滞、阴虚阳亢者慎服。

茯苓

性味归经：性平，味甘、淡；归心、肺、脾、肾经。

功效主治：利水渗湿，健脾补中。用于二便不利、水肿胀满、食少便溏等。

用法：10~15 克，煎服。

白术

性味归经：性温，味苦、甘；归脾、胃经。

功效主治：健脾益气，燥湿利水。用于便秘、气短倦怠、面色萎黄、食少腹胀等。

用法：6~12 克，煎服。

禁忌：阴虚燥渴、气滞胀闷者不宜用。

党参

性味归经：性平，味甘；归脾、肺经。

功效主治：健脾益胃，养血生津。用于便秘、脾虚食少、纳呆便溏、倦怠乏力等。

用法：6~12 克，煎服。

禁忌：气滞、肝火盛者禁用；邪盛而正不虚者不宜用。

药食同源，益气润肠：
3 道精选食疗方

材料：胡萝卜、菠菜各 200 克。

调料：葱花、盐、香油各适量。

做法：

1 菠菜择洗干净，入沸水中焯 30 秒，捞出，晾凉，沥干水分，切段；胡萝卜洗净，切丝。

2 取盘，放入菠菜段和胡萝卜丝，用葱花、盐和香油调味即可。

胡萝卜拌菠菜

理气宽中，通肠导便

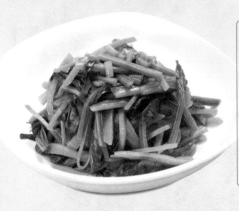

功效

胡萝卜理气宽中、明目通便；菠菜排毒通便。二者搭配凉拌，不仅简单易做、清爽可口，而且能提高机体免疫力，调理气虚便秘。

土豆片炒洋葱

健胃通肠，促进消化

材料：土豆 100 克，洋葱 250 克。

调料：姜丝、盐各 2 克，植物油适量。

做法：

1 洋葱剥去皮，洗净，切丝；土豆洗净，去皮，切片。

2 炒锅置火上，倒入适量植物油，待油烧至七成热，放入姜丝炒出香味。

3 倒入土豆片翻炒均匀，加适量水烧熟，放入洋葱丝炒熟，最后用盐调味即可。

—| 功效 |—

土豆和中养胃、宽肠通便；洋葱开胃养颜。二者搭配炒食有助于健胃消食，促进消化。

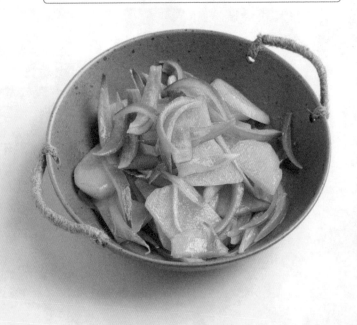

材料：茯苓（研末）30克，粳米60克。

调料：蜂蜜适量。

做法：

1 先将粳米煮粥，半熟时放入茯苓末搅匀，煮至米熟。

2 将粥和适量饮用水一起倒入榨汁机中搅打均匀，最后加入蜂蜜调匀即可。

特别叮嘱：此粥要空腹食用。

茯苓粳米粥

利水益气，通利二便

┤ 功效 ├

茯苓利水渗湿、健脾和胃；粳米促进消化。二者搭配煮成粥能通利二便，补中益气。

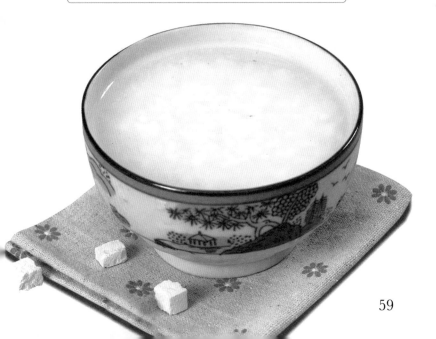

气虚便秘调理：
6 种家用中成药

1 补中益气丸

补中益气，升阳举陷。用于脾胃虚弱导致的食少腹胀等。

2 苁蓉润肠口服液

健脾益肾，润肠通便。用于排便无力、气短乏力、身体虚弱等。

3 和中理脾丸

健脾和胃。用于脾胃不和所致之不思饮食、大便不调等。

4 健脾丸

健脾开胃。用于脾胃虚弱导致的脘腹胀满等。

5 五仁丸

润肠通便。用于口干喜饮、舌燥少津、老年人便秘、习惯性便秘等。

6 健胃消食片

健胃消食。用于脾胃虚弱引起的积食、胃脘疼痛、不思饮食、消化不良等。

五

血虚便秘调理 21 招

养血，滋阴，润燥

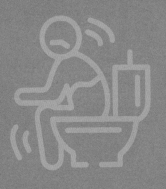

血虚便秘
有哪些表现

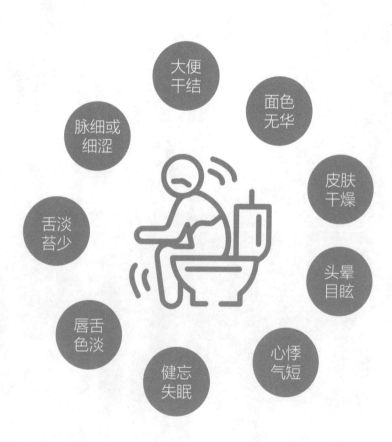

大便干结

面色无华

脉细或细涩

皮肤干燥

舌淡苔少

头晕目眩

唇舌色淡

心悸气短

健忘失眠

血虚便秘调理：
4 大常用穴位

对症按摩调理方

取穴原理	足三里穴是足阳明胃经的主要穴位之一，是胃经的要穴。按揉足三里穴不仅能够健脾和胃、调理胃肠，而且能够调节机体免疫力，增强抗病能力。
功效主治	宣通气机，促进消化。主治便秘、头痛眩晕、脾胃虚弱、乏力失眠等。
穴名解读	"足"，足部；"三里"，穴内物质作用的范围。从犊鼻穴传来的地部经水到达本穴后，散于穴内的开阔之地，经水大量气化上行于天，形成一个较大的"气血场"，如三里方圆之地，故名"足三里"。

按揉足三里穴

操作方法

用拇指指腹按揉足三里穴 3~5 分钟。

足三里穴

定位

本穴在小腿外侧，外膝眼下 3 寸。

按揉三阴交穴

取穴原理	三阴交穴是足太阴脾经、足少阴肾经、足厥阴肝经的交会穴。按揉三阴交穴可健脾益血,调肝补肾,治疗三条经上的病证。
功效主治	调和气血,调经止带。主治便秘、失眠、腹胀肠鸣、消化不良等。
穴名解读	"三阴",足三阴经;"交",交会。足部三条阴经中的气血物质在该穴交会。该穴物质有脾经提供的湿热之气,有肝经提供的水湿风气,有肾经提供的寒冷之气,三条阴经之气血交会于此,故名"三阴交"。

操作方法

用拇指指腹按揉三阴交穴 3~5
分钟,以有酸胀感为度。

定位

本穴在小腿内侧,足内踝尖上 3
寸,胫骨内侧缘后方。

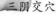

三阴交穴

取穴原理	阴陵泉穴是足太阴脾经的合穴，也是下肢腧穴中较常用的穴位之一，主治脾肾二经证候。此穴属水，有阴寒润下的特性，可发挥温运中焦、清利下焦之功。
功效主治	通经活络，健脾渗湿。主治腹痛胀满、水肿、泄泻、小便不利等。
穴名解读	"阴"，水之意；"陵"，土丘；"泉"，水泉。脾经流行的经水及脾土物质混合物在该穴聚合堆积如土丘之状，故名"阴陵泉"。

操作方法

用拇指指腹按揉阴陵泉穴 3~5 分钟，以有酸胀感为度。

定位

本穴在小腿内侧，从膝关节往下摸，至胫骨内侧髁下方凹陷处即是。

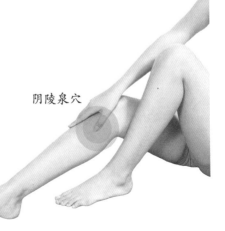

阴陵泉穴

65

<table>
<tr><td rowspan="3">按揉脾俞穴</td><td>取穴
原理</td><td>脾俞穴为脾之背俞穴，与脾相应，能升清降浊、益气统血，主治脾胃之疾患。</td></tr>
<tr><td>功效
主治</td><td>健脾益气，养心安神。主治腹胀、呕吐、纳呆、便血、心悸、健忘等。</td></tr>
<tr><td>穴名
解读</td><td>"脾"，脾脏；"俞"，同输。穴近脾脏，为脾气输注之处，主治脾之疾患，故名"脾俞"。</td></tr>
</table>

操作方法

他人用拇指指腹按揉脾俞穴 3~5 分钟，以有酸胀感为度。

定位

本穴在脊柱区，第 11 胸椎棘突下，后正中线旁开 1.5 寸。

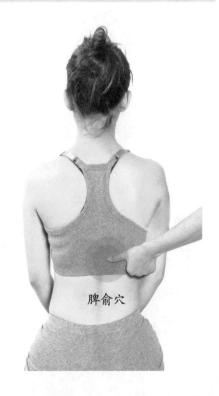

脾俞穴

血虚便秘调理：
4 种家常食物

红薯

性味归经：性平，味甘；归脾、肾经。

功能：补中和血，益气生津，宽肠通便。用于血虚便秘、体虚乏力、心悸失眠等。

用法：蒸煮、烤食。

禁忌：胃溃疡患者、胃酸过多者及易胀气的人不宜多食。

菠菜

性味归经：性平，味甘；归肝、大肠、胃经。

功能：养血止血，平肝润燥。用于衄血、便血、便秘等。

用法：炒食、凉拌、煲汤。

禁忌：痛风急性发作期不宜食用。

猪心

性味归经：性平，味甘、咸；归心经。

功能：补心益气，养心安神。用于心悸失眠、自汗、便秘等。

用法：炒食、凉拌、煲汤。

木耳

性味归经：性平，味甘；归肺、胃、肝经。

功能：补气养血，润肺止咳，止血。用于气虚血亏、大便干燥等。

用法：炒食、凉拌、做汤羹。

禁忌：腹泻者不宜多食。

血虚便秘调理：
4 种常用中药

当归

性味归经：性温，味甘、辛；归肝、脾、心经。

功效主治：补血活血，润肠通便。用于头晕目眩、心悸怔忡、肠燥便秘等。

用法：6~12 克，煎服。

禁忌：湿盛中满、大便泄泻者不宜服。

熟地黄

性味归经：性微温，味甘；归肝、肾经。

功效主治：补血滋阴，益精填髓。用于心肝血虚、眩晕心悸等。

用法：9~15 克，煎服。

禁忌：气滞痰多、脘腹胀痛、食少便溏者忌用。

阿胶

性味归经：性平，味甘；归肺、肝、肾经。

功效主治：补血止血，滋阴润燥。用于肠燥便秘、面色无华、头晕目眩、心悸乏力等。

用法：3~9 克，烊化兑服。

禁忌：脾胃虚弱者不宜服。

柏子仁

性味归经：性平，味甘；归心、肾、大肠经。

功效主治：养心安神，润肠通便。用于心悸失眠、头晕健忘、肠燥便秘等。

用法：3~10 克，煎服。

禁忌：便溏或多痰者慎用。

药食同源，滋阴补血：3 道精选食疗方

材料：猪心 1 个，当归 15 克，党参 20 克。

调料：生姜、葱、胡椒、盐各适量。

做法：

1 将党参、当归洗净放入水中煮 30 分钟后，去药渣留汁；猪心清洗干净，切片。

2 锅置火上，加入适量清水和药汁，放入猪心和生姜、葱、胡椒、盐，大火煮开，转小火煮至猪心烂熟即可。

归参猪心汤

补心健脾，养血通便

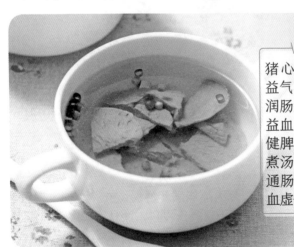

功效

猪心补心安神，益气补虚；当归润肠通便，补心益血；党参养血健脾。三者搭配煮汤食用能帮助通肠润燥，调理血虚便秘。

核桃仁拌菠菜

通畅肠道，降燥安神

材料：菠菜 200 克，核桃仁 30 克。

调料：盐、香油各 3 克。

做法：

1 菠菜洗净，切成段，放入沸水中焯一下。

2 锅置火上，放入核桃仁小火煸炒一下，压碎。

3 将菠菜和核桃仁放入盘中，然后加入盐、香油搅拌均匀即可。

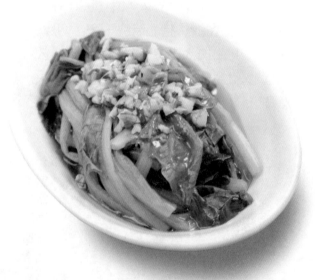

| 功效 |

核桃仁和菠菜都能润肠通便、安养心神，二者搭配凉拌，不仅鲜香可口，而且更能促进消化，通畅肠道，调理血虚便秘，降燥安神。

材料：红薯 200 克。

做法：

1 红薯洗净，裹上薄薄的一层厨房纸巾。

2 将红薯放入微波炉的托盘上，用高火加热 3~4 分钟，取出翻面，再继续加热 3~4 分钟即可。

烤红薯

通便生津，养颜安神

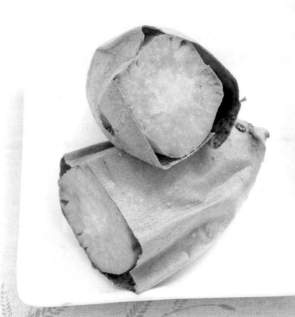

| 功效 |

红薯润肠通便、养颜安神效果明显。烤红薯不仅香甜绵软，而且能帮助改善血虚便秘。

血虚便秘调理：
6 种家用中成药

1 当归补血丸

补养气血。用于身体虚弱、气血两亏等。

4 麻仁润肠丸

润肠通便。用于肠胃积热导致的大便秘结等。

2 天王补心丹

滋阴养血，补心安神。用于心阴不足所致之大便干燥等。

5 人参固本丸

滋阴益血，固本培元。用于阴虚气弱所致之虚劳、大便干结等。

3 归脾丸

益气健脾，养血安神。用于心脾两虚导致的心悸气短、失眠多梦、头晕、肢倦乏力等。

6 四物颗粒

养血调经。用于血虚所致之面色萎黄、心悸气短、月经不调等。

六

阳虚便秘调理 23 招

温阳通便

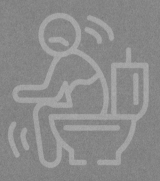

阳虚便秘
有哪些表现

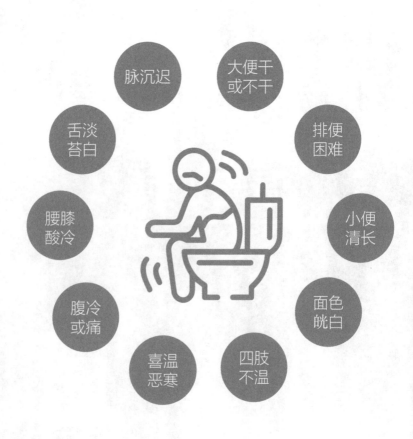

脉沉迟

大便干或不干

舌淡苔白

排便困难

腰膝酸冷

小便清长

腹冷或痛

面色㿠白

喜温恶寒

四肢不温

阳虚便秘调理：
7大常用穴位

对症按摩调理方

取穴原理	脾俞穴为脾之背俞穴，与脾相应，脾主升清，主统血，能生成气血，滋养全身，按揉脾俞穴可调节脾胃功能，促进消化。
功效主治	健脾利湿，益气升清。主治便秘、腹胀腹泻、肢体乏力等。
穴名解读	"脾"，脾脏；"俞"，同"输"。穴近脾脏，为脾气输注之处，主治脾之疾患，故名"脾俞"。

按揉脾俞穴

操作方法

他人用拇指指腹按揉脾俞穴
3~5分钟，以有酸胀感为度。

定位

本穴在脊柱区，第11胸椎棘
突下，后正中线旁开1.5寸。

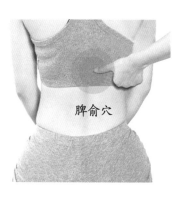

脾俞穴

按揉肾俞穴

取穴原理
肾俞穴是肾的背俞穴，人体阳气的根在肾，腰为肾之府。按揉肾俞穴，可以增加肾脏的血流量，有补阳益肾、强壮身体、防治阳虚便秘的功效。

功效主治
强壮腰肾，调节内分泌。主治肾虚腰痛、腰膝酸软、耳鸣目眩、乏力。

穴名解读
"肾"，肾脏；"俞"，同"输"。因其内应肾脏，是肾气转输之处，是治疗肾脏疾病的重要腧穴，故名"肾俞"。

操作方法
用两手拇指指腹按揉肾俞穴3~5分钟，以有酸胀感为度。

定位
本穴在腰部，第2腰椎棘突下，后正中线旁开1.5寸处。

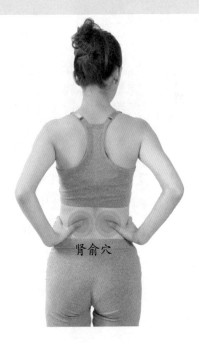

肾俞穴

取穴原理	足三里穴是足阳明胃经的主要穴位之一，是胃经的要穴，可燥化脾湿、升发胃气。脾胃是气血生化之源，按揉足三里穴可补益气血，增强机体抵抗力。
功效主治	理脾健胃，补中益气。主治便秘、全身疲劳、脾胃虚弱、头痛眩晕等。
穴名解读	"足"，足部；"三里"，穴内物质作用的范围。从犊鼻穴传来的地部经水到达本穴后，散于穴内的开阔之地，经水大量气化上行于天，形成一个较大的"气血场"，如三里方圆之地，故名"足三里"。

操作方法

用拇指指腹按揉足三里穴 3~5 分钟，以有酸胀感为度。

定位

本穴在小腿外侧，外膝眼下 3 寸。

足三里穴

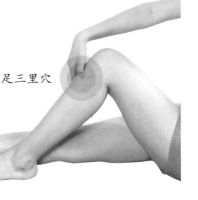

按揉关元穴

取穴原理
关元穴为任脉上的重要穴位之一，是元阴、元阳的交会穴。按揉关元穴可补气回阳、理气和血、通调冲任、清热利湿，畅通全身气机。

功效主治
培元固本，升阳补气。主治便秘、肾虚、腰膝酸软、精力减退等。

穴名解读
"关"，关卡；"元"，元气。关元穴就像人体的一个阀门，在下腹部，属任脉，又为小肠募穴，为人体元阴、元阳关藏之处，故名"关元"。

操作方法
用食指指腹按揉关元穴3~5 分钟。

定位
本穴位于下腹部，脐下 3寸，人体前正中线上。

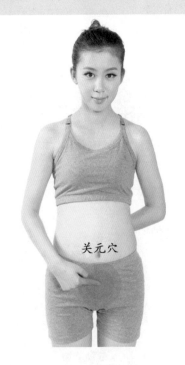

关元穴

取穴原理	天枢穴是大肠募穴，属足阳明胃经，有疏通肠腑、理气行滞的功效，主要调理肠胃疾病。按揉天枢穴可促进肠道的良性蠕动，增加胃动力。
功效主治	理气行滞，通利大便。主治便秘、腹胀腹泻、胃痛、头晕眼花等。
穴名解读	"天"，上部；"枢"，枢纽。人体上应天，下应地，该穴位于脐旁，在人体正中，为天之枢纽，故名"天枢"。

操作方法

用拇指指腹按揉天枢穴3~5分钟，以有酸胀感为度。

定位

本穴在腹部，横平脐中，前正中线旁开2寸。

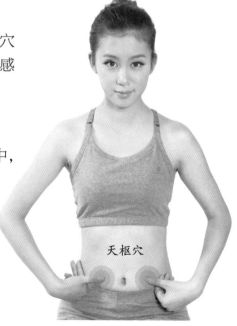

天枢穴

<table>
<tr><td rowspan="1">**按揉气海穴**</td><td>**取穴原理**</td><td>气海穴为生气之海，是元气蕴藏之处。古人说"气海一穴暖全身"，常按揉气海穴可温养益气、补益回阳、益肾固精、强壮身体、延年益寿。</td></tr>
<tr><td></td><td>**功效主治**</td><td>补气助阳，行气散滞。主治便秘、便溏久泻、身体虚弱、乏力等。</td></tr>
<tr><td></td><td>**穴名解读**</td><td>"气"，元气；"海"，海洋。该穴在脐下，如同气之海洋，为人体元气之海，故名"气海"。</td></tr>
</table>

操作方法

用食指指腹按揉气海穴3~5分钟，以有酸胀感为度。

定位

本穴在下腹部，脐下 1.5 寸，前正中线上。

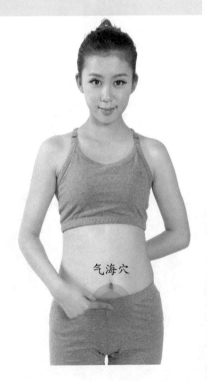

气海穴

取穴原理	至阳穴是督脉上阳气最盛的地方，此穴阳光普照，可使全身受益。按揉至阳穴可振奋宣发全身阳气。
功效主治	安和五脏，通经活络。主治胸胁胀痛、脊背强痛、胃寒少食、阳虚便秘等。
穴名解读	"至"，极；"阳"，阳气。从筋缩穴传来的水湿之气，至本穴后受督脉所传之热而化为天部阳气，穴内物质为纯阳之性，故名"至阳"。

操作方法

用中指和食指指腹按揉至阳穴 3~5 分钟，以有酸胀感为度。

定位

本穴在背部后正中线上，第 7 胸椎棘突下凹陷处。

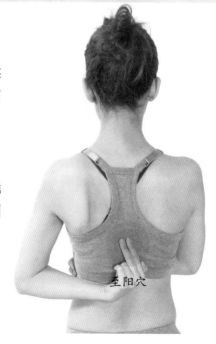

至阳穴

阳虚便秘调理：
4种家常食物

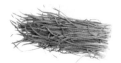

韭菜

性味归经：性温，味辛；归胃、肝、肾经。

功能：润肠通便，补阳强肾。用于便秘、消化不良、胸痛、阳痿遗精等。

用法：炒食、凉拌、煮汤。

禁忌：阴虚火旺者不宜多食。

荔枝

性味归经：性微温，味甘、微酸；归脾、胃、肝经。

功能：益血生津，理气止痛。用于神疲、健忘、阳虚便秘等。

用法：生食、榨汁、煮粥。

禁忌：湿热体质者、糖尿病患者及婴幼儿少食。

红枣

性味归经：性温，味甘；归脾、胃、心经。

功能：健脾和胃，补益气血。用于脾胃虚弱之倦怠无力、阳虚便秘等。

用法：直接食用、煮粥、泡茶、做汤羹。

禁忌：糖尿病患者不宜多食。

核桃仁

性味归经：性温，味甘；归肾、肺、大肠经。

功能：润肠通便，健脑益智。用于虚寒喘咳、腰脚肿痛、便秘、失眠等。

用法：直接食用、炒食。

禁忌：痰多上火者不宜食用；高脂血症患者不宜多食。

阳虚便秘调理：
4 种常用中药

肉桂

性味归经： 性大热，味辛、甘；归脾、肾、心、肝经。

功效主治： 散寒止痛，温经通脉。用于腰膝冷痛、吐泻腹痛、四肢逆冷等。

用法： 1~5 克，煎服。

禁忌： 阴虚火旺、里有实热、血热妄行出血者忌服。

生姜

性味归经： 性微温，味辛；归肺、脾、胃经。

功效主治： 解表散寒，温中止呕。用于心悸气短、恶心呕吐、腹痛腹胀等。

用法： 3~10 克，煎服。

禁忌： 阴虚内热者忌服。

吴茱萸

性味归经： 性热，味辛、苦，有小毒；归肝、脾、胃、肾经。

功效主治： 散寒止痛，温中助阳。用于厥阴头痛、脘腹冷痛、阳虚便秘等。

用法： 2 ~ 5 克，煎服。

禁忌： 本品辛热燥烈，易耗气动火，故不宜多用。

附子

性味归经： 性大热，味辛、甘，有毒；归心、肾、脾经。

功效主治： 回阳救逆，散寒止痛。用于虚寒腹痛、胸痹、便秘等。

用法： 3~5 克，先煎，久煎。

禁忌： 阴虚阳亢者及孕妇忌用。

药食同源，温阳通便：4 道精选食疗方

韭菜炒鳝丝

温肾助阳，润肠通便

材料： 韭菜 150 克，活鳝鱼 200 克。

调料： 蒜末、姜丝各 5 克，盐 4 克，植物油 10 克。

做法：

1 鳝鱼宰杀好，去除内脏，冲洗干净，取肉，切丝；韭菜择洗干净，切段。

2 炒锅置火上，倒入植物油烧至五成热，放入鳝鱼丝煸熟，加蒜末、姜丝炒香。

3 放入韭菜段炒 1 分钟，再用盐调味即可。

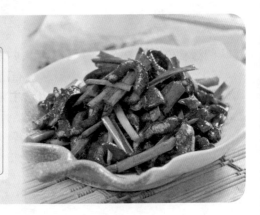

功效

韭菜温肾助阳；鳝鱼补益肝肾。二者搭配炒食能强身健体，补中益气，改善阳虚便秘的常见症状。

材料：山楂肉、荔枝肉各50克，桂圆肉20克，枸杞子5克。

调料：红糖适量。

做法：

1 山楂肉、荔枝肉洗净；桂圆肉稍浸泡后洗净；枸杞子稍泡洗净，捞出沥水。

2 锅置火上，倒入适量清水，放入山楂肉、荔枝肉、桂圆肉，大火煮沸后改小火煮约20分钟，加入枸杞子继续煮约5分钟，加入红糖搅匀即可。

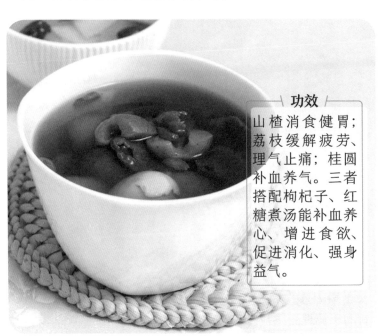

| 功效 |

山楂消食健胃；荔枝缓解疲劳、理气止痛；桂圆补血养气。三者搭配枸杞子、红糖煮汤能补血养心、增进食欲、促进消化、强身益气。

吴茱萸羊肉粥

补阳益肾，散寒止痛

材料： 吴茱萸 5 克，羊瘦肉 60 克，大米 100 克。

调料： 葱白段 5 克，姜片 3 克，盐 2 克。

做法：

1 大米、吴茱萸洗净，浸泡 30 分钟；羊瘦肉洗净，切小丁。

2 用砂锅煎煮吴茱萸，去渣取汁，放入羊瘦肉丁、大米一起煮沸后，加入盐、葱白段、姜片，煮为稀粥。

温馨提示： 本方应在医生指导下使用。

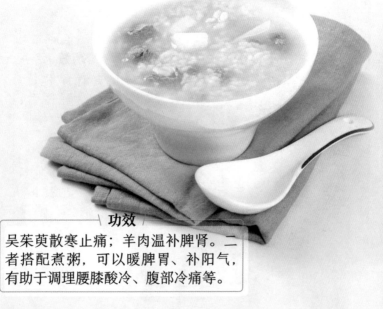

功效

吴茱萸散寒止痛；羊肉温补脾肾。二者搭配煮粥，可以暖脾胃、补阳气，有助于调理腰膝酸冷、腹部冷痛等。

材料：红枣 2 枚，生姜 1 片。

调料：红糖适量。

做法：将所有材料一起放入杯中，加入红糖再冲入沸水。盖上盖子闷泡 5 分钟后饮用即可。

红枣生姜茶

养阳补虚，养血健脾

┤ 功效 ├

红枣补肝养血，改善气色；生姜解表散寒。二者与红糖搭配泡茶味道香辛、散寒补中，能改善阳虚便秘之面色㿠白、畏冷、排便困难等症状。

阳虚便秘调理：
4种家用中成药

1 金匮肾气丸

温补肾阳，化气行水。
用于肾虚水肿、腰膝酸软、小便不利、畏寒肢冷等。

2 桂附地黄丸

温肾补阳。用于肾阳不足、腰膝酸软疲冷、小便不利或反多等。

3 苁蓉通便口服液

温肾滋阴，润燥通便。
用于脾肾阳虚型便秘，以及怕冷、腰膝酸软、习惯性便秘等。

4 附子理中丸

温中散寒，补气健脾。
用于脾胃虚寒，阳气不足所致之脘腹疼痛、呕吐腹泻、腹胀肠鸣、不思饮食、手足发凉等。